BEI GRIN MACHT SICH IHR WISSEN BEZAHLT

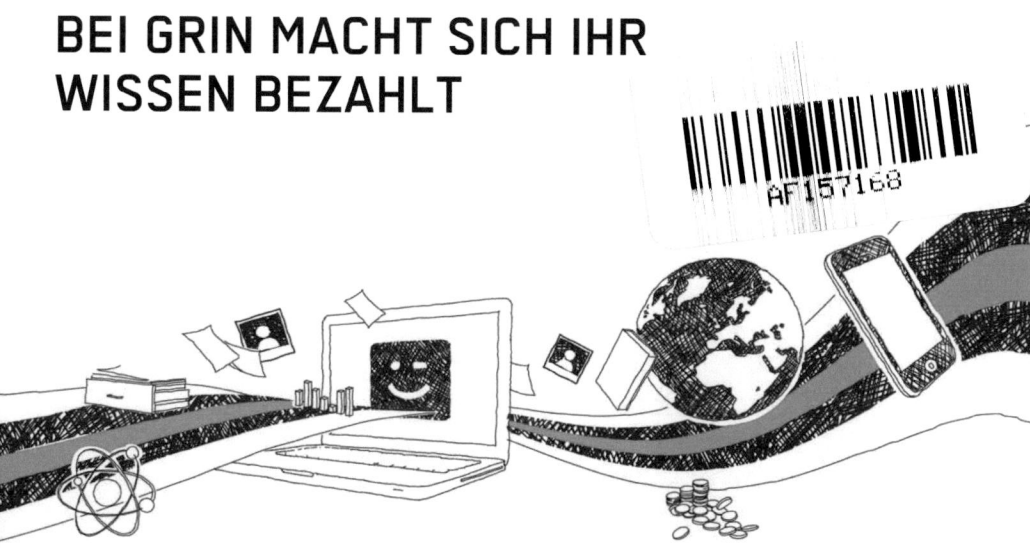

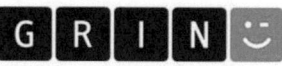

Alexander Huwe

Betreuung und Versorgung bei Demenz

GRIN Verlag

Bibliografische Information der Deutschen Nationalbibliothek:

Die Deutsche Bibliothek verzeichnet diese Publikation in der Deutschen National-
bibliografie; detaillierte bibliografische Daten sind im Internet über http://dnb.d-
nb.de/ abrufbar.

Impressum:

Copyright © 2012 GRIN Verlag GmbH
Druck und Bindung: Books on Demand GmbH, Norderstedt Germany
ISBN: 978-3-656-76229-4

Dieses Buch bei GRIN:

http://www.grin.com/de/e-book/281482/betreuung-und-versorgung-bei-demenz

GRIN - Your knowledge has value

Der GRIN Verlag publiziert seit 1998 wissenschaftliche Arbeiten von Studenten, Hochschullehrern und anderen Akademikern als eBook und gedrucktes Buch. Die Verlagswebsite www.grin.com ist die ideale Plattform zur Veröffentlichung von Hausarbeiten, Abschlussarbeiten, wissenschaftlichen Aufsätzen, Dissertationen und Fachbüchern.

Besuchen Sie uns im Internet:

http://www.grin.com/

http://www.facebook.com/grincom

http://www.twitter.com/grin_com

Demenzspezifische Versorgungsformen und Betreuungskonzepte

Dipl.med.päd. Alexander Huwe

Inhaltsverzeichnis

1. Einleitung

„Weg vom Geist" lautet die wörtliche Übersetzung der Demenz und beschreibt einen Oberbegriff unterschiedlicher Erkrankungen des Gehirns. Leider ist in der Gesellschaft die Demenz häufig ein Tabuthema, wird verdrängt oder nicht wahrgenommen. Viele der Betroffenen ziehen sich aus Scham zurück, um ihren Angehörigen nicht zu Last zu fallen oder aber Angehörige verschleiern den Umfang der Erkrankung, da die Demenz oft als unangenehm angesehen wird. In der heutigen schnelllebigen Zeit gehen bei der Betreuung von Demenzkranken so wichtige Aspekte wie Geduld, Aufmerksamkeit, Phantasie und Einfühlungsvermögen verloren. Die Betreuung von Demenzkranken stellt durchaus eine 24-Stunden-Aufgabe dar, was professionelle Hilfe unabdingbar macht. Ziel der vorliegenden Hausarbeit soll es sein, einen Einblick in die demenzspezifischen Versorgungsformen und Betreuungskonzepte zu geben und vorab Hinweise über die Klinik und die demographische Entwicklung von Demenzerkrankungen aufzuzeigen.

2. Demographische Entwicklung

Die demographischen Veränderungen der Bevölkerung und das damit verbundene lineare Wachstum der Altenbevölkerung haben die Demenzerkrankungen bei älteren Menschen zu einem nicht mehr wegzudenkenden Problem gemacht. Dies resultiert im Wesentlichen aus einem Anstieg der Lebenserwartung bei gleichzeitigem Rückgang der Geburtenrate.

„Die Prävalenz der Demenz verdoppelt sich ab dem 65. Lebensjahr alle 5,1 Jahre."[1]

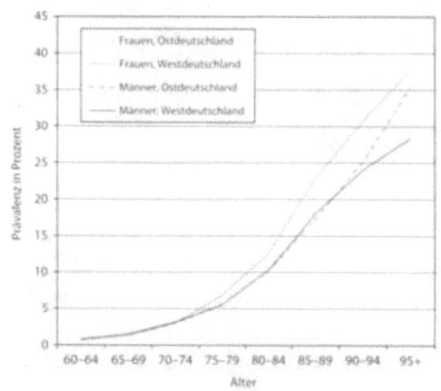

Abb. 1 Demenzprävalenz in Prozent nach Alter, Geschlecht und Region[2]

Dieser Prozess betrifft besonders die Demenzen, da sie in erster Linie Erkrankungen des höheren Lebensalters sind. Mit der Verschiebung der Alterspyramide und dem zunehmenden Zerfall der Familienstrukturen stellt sich aber auch dem Gesundheitssystem schon heute die Frage der zukünftigen Finanzierung. Laut dem statistischen Bundesamt stiegen die Kosten von

---

[1]   Vgl.: Zaudig, Michael, Demenz und leichte kognitive Beeinträchtigung im Alter, Bern 1995, S.13.
[2]   Doblhammer, G., Ziegler, U., Das Gesundheitswesen, Stuttgart, Ausgabe 5/2009, S.284.

7,14 Millionen Euro (2002) auf 9,4 Millionen Euro (2008). Dies macht einen Anstieg, an den Gesamtkosten des Gesundheitssystems der BRD, von 3,3% (2002) auf 3,7% (2008) aus.[3]

3. Klinisches Bild

Demenz ist eine erworbene Störung des Gedächtnisses sowie weiterer Funktionen, z.B. der Sprache. Es dürfen bei der Diagnosestellung keine Bewusstseinsstörungen auftreten[4]. Der klinische Befund lässt sich meistens durch Fremdanamnese gut erheben und wird dann durch diagnostische Befunde in die sekundäre Form oder die primär degenerative Form der Demenz eingeteilt. Bei der sekundären Demenzform stellen meist andere Grunderkrankungen und dessen Organveränderungen die Ursache für Gedächtnis- und Orientierungsstörungen dar. Ursachen können mitunter Tumore, Traumen, Hypothyreose und Intoxikationen sein. Eine Heilung ist, soweit nicht schon irreversible Schäden aufgetreten sind, möglich.[5]

Primäre Demenzerkrankungen sind nicht heilbar[6] und werden meist in folgende Bereiche eingeteilt: Alzheimer-Demenz (~70%), vaskuläre Demenzen (~20%) und alle anderen Mischformen (~10%) wie die Demenzen vom Lewy-Körpertyp, Parkinson-Demenzen und die seltene Form der frontotemporalen Degeneration[7].

Der Verlauf ist klinisch gesehen, bei allen Formen der Demenz, schleichend und beinhaltet: Wortfindungsstörungen, Probleme in der sprachlichen Flüssigkeit, sozialer Rückzug, Agitation, Antriebsarmut, schnelle Überforderung, Ängste, Depressionen, Aggressionen, Inkontinenz, Stürze, Halluzinationen, Vergesslichkeit, Orientierungslosigkeit und eine Wandlung der Persönlichkeit [8].

Nach ICD-10 müssen folgende Punkte erfüllt sein: 1. Abnahme der Gedächtnisleistung und anderer kognitiver Fähigkeiten, 2. Kein Hinweis auf einen vorübergehenden Verwirrtheitszustand (als alleinige Ursache), 3. Störung der Affektkontrolle und 4. Dauer der unter Punkt 1 genannten Störungen müssen mindestens 6 Monate andauern[9].

4. Therapeutische Möglichkeiten

Die Behandlung bei Demenzkranken muss auf Langzeitbegleitung ausgerichtet sein und basiert auf zwei Säulen: der Behandlung mit Medikamenten und die Behandlung ohne Medikamente.[10]

Besonders wichtig ist bei beiden Therapieformen, dass psychosoziale Umfeld des Patienten und die Belastung der Angehörigen zu eruieren. Auch das Ressourcenmanagement aufseiten des Patienten und der Familie sind unabdingbar. Hierzu gehören vor allem ein Tagesrhythmus

---

[3]   Vgl.: Statistisches Bundesamt, Pressemitteilung Nr.280, Wiesbaden, 2008.
[4]   Vgl.: Gutzmann, Hans, Sprache und Demenz, Idstein, 2007, S.13.
[5]   Vgl.: Reggentin, Heike, Demenzkranke in Wohngruppen betreuen und fördern, Stuttgart, 2006, S.19.
[6]   Ebenda, S.20
[7]   Vgl.: Niklewski, Günter, Demenz Hilfe für Angehörige und Betroffene, Berlin, 2009, S.34.
[8]   Vgl.: Reggentin, Heike, Demenzkranke in Wohngruppen betreuen und fördern, Stuttgart, 2006, S. 32.
[9]   Vgl.: Kühl, Klaus-Peter, Jahrbuch für kritische Medizin 40, Hamburg, 2004, S. 10.
[10]   Vgl.: Niklewski, Günter, Demenz Hilfe für Angehörige und Betroffene, Berlin, 2009, S.73.

welcher an die Bedürfnisse des Patienten angepasst ist, eine gesunde Ernährung und die Annahme von Unterstützungs- und Hilfsmöglichkeiten durch Dritte.[11]

4.1. Pharmakotherapie

Im Zentrum der Pharmakotherapie steht vor allem die Transmittersubstitution. Basistherapie bedeutet einen Ausgleich zum cholinergen Defizit durch Cholinestreasehemmer zu finden (z.B. Donepezil, Rivastigmin, Galantamin) und das glutamaterge System durch Memantine zu unterstützen[12]. Leider geht die Pharmakotherapie mit erhöhten Risiken einher: Delir und Stürze stehen plötzlich als Mortalitätsursache im Vordergrund. D.h. die Therapie sollte daher auf das Notwendigste begrenzt sein. Zum Einsatz kommen aber auch Nootropika wie das Co-dergocrin, Priracetam, Pyritinol und Nimodipin welche höhere integrative Hirnfunktionen wie Gedächnis, Lern-, Auffassungs-, Denk-, und Konzentrationsfähigkeit verbessern sollen. Die häufige Verordnung von beruhigenden Psychopharmaka erscheint unvorteilhaft. Abgesehen von den notwendigen Schulungen der Ärzte und der daraus entstehenden Früherkennung von Demenzen, werden leider Psychopharmaka immer noch in viel zu großen Dimensionen eingesetzt um belastende Patienten ruhig zu stellen. Aus meiner Arbeit im Rettungsdienst und den Kontakt zu Pflegeheimen, kann ich diesen Sachverhalt leider nur bestätigen. Ergebnisse einer Mannheimer Studie sind besonders alarmierend[13] und bestätigen meine Hypothese. Es bestehen zum Großteil keinerlei Zusammenhang zwischen Verordnung von Medikamenten und depressiver bzw. dementieller Erkrankungen. Dieser Sachstand hemmt zusätzlich die kommunikativen Fähigkeiten und die soziale Kompetenz der Patienten. Prinzipiell sollte bei der Verordnung immer der Leitsatz „start low go slow" (mit niedriger Dosis beginnen und nur selten vorsichtig steigern). Aber auch andere Erkrankungen sollten nicht übersehen werden, so kann eine Anpassung an andere Parameter, wie z.B. eine Schilddrüsenerkrankung, eine Überdosierung verhindern und damit das Verhalten des Patienten korrigieren. Alle 3-6 Monate sollte einer Überprüfung der Indikation erfolgen. Dies gilt besonders für den Einsatz von Neuroleptika und Antidepressiva, da Depressionen meist eher episodisch und nicht lang zeitlich auftreten.

Besonders bei der Vielzahl von Medikamenten, welcher ein multimorbider Patient im Alter einnehmen soll, ist der Umstand nicht außer acht zu lassen, ob der Patient sich überhaupt an die Verordnungen hält und eine gute Compliance vorhanden ist. Hintergrund sind die bereits genannten Symptome Vergesslichkeit und Antriebslosigkeit (s. Kap.3).

---

[11] Vgl.: Breidert, Ute, Demenz-Pflege-Familie, Stuttgart, 2001, S. 31.
[12] Vgl.: Stoppe, Gabriela, Familiendynamik, Heidelberg, Ausgabe 4/2011, S.281.
[13] Vgl.: Glaeske, Gerd, Jahrbuch für Kritische Medizin 40, Hamburg 2004, S. 93.

4.2. Nicht-pharmakologische Therapie

Hauptsächliche Ziele der nicht-pharmakologischen Therapien sind Verhaltensmodifikationen im Hinblick auf „Depressivität, Störungen von Antrieb, Affekte, sozialer Rückzug aber auch körperliche Symptome wie Harninkontinenz"[14]. Je nach Ausgangslage kann sich jedoch die Modifikation positiv als auch negativ auf den Patienten auswirken. Eine Überforderung des Patienten stellt hierbei ein Hauptproblem dar. Um dem entgegen zu wirken, muss die/der Betreuer/in des Patienten in den Lebensalltag des Patienten mit einbezogen werden.[15] Nur so besteht die Möglichkeit, dass Veränderungen besser verstanden werden und gemeinsam Ziele für die Zukunft geplant werden können.

4.2.1. Selbsthilfegruppen

Eine geeignete Form der Gruppentherapie stellen Selbsthilfegruppen dar. Menschen mit Demenz möchten wahrgenommen werden und nicht auf ihre Demenz reduziert werden. In Selbsthilfegruppen finden sich Betroffene zusammen, um gemeinsam Krankheit und Probleme zu bewältigen. Auch Experten sollten durchaus Bestandteil von Vereinen und Institutionen sein um Fragen und Probleme zu klären. Im Allgemeinen sollten drei Ansätze für eine adäquate funktionierende Selbsthilfegruppe gelten: a) 8 Treffen innerhalb eines Monats unter Anleitung (Experte) wobei sich die Selbsthilfegruppe kennenlernt und der Experte das Krankheitsbild erklärt. b) Im Vordergrund des zweiten Abschnitts steht die gemeinsam zu verbringende Freizeit um das Gemeinschaftsgefühl zu stärken. c) Nun soll die Selbsthilfegruppe durch einen Moderator ihr Selbsthilfepotential erkennen und vertiefen. Sind diese drei Punkte erfüllt, ist mit hoher Wahrscheinlichkeit ein positives Ergebnis zu erwarten.[16] Denn wie sagt ein altes Sprichwort: „geteiltes Leid ist halbes Leid".

Leider steht Deutschland „noch ganz am Anfang der Entwicklung der Selbsthilfegruppen, da man bisher Betroffene in der frühen Erkrankungsphase kaum wahrnimmt und keine Unterstützungsangebote für sie generiert."[17]

4.2.2. Psychotherapie

Die Psychotherapie nimmt vor allem bei der Bekämpfung von Depressionen und der Erhaltung von Lernfähigkeiten eine wichtige Rolle ein. Klassische und operante Konditionierung sind ebenso wie motorisches und verbales Lernverhalten bei Demenzerkrankten belegt und führen, wenn auch nur bedingt, zum Erfolg.[18]

Kognitive Psychotherapie, wie das Gedächtnistraining, versucht auf Gedankenabläufe und Schlussfolgerungen des Patienten einzugehen und diese wenn nötig zu korrigieren. Der Verlauf

---

14   Kühl, Klaus-Peter, Jahrbuch für kritische Medizin 40, Hamburg, 2004, S. 19.
15   Vgl.: Gutzmann, Hans, Sprache und Demenz, Idstein, 2007, S.70.
16   Vgl.: Kaplaneck, Michaela, Dr.med.Mabuse, Frankfurt Main, Ausgabe 05/06/2011, S.45.
17   Ebenda: S.46.
18   Vgl.:Zaudig, Michael, Demenz und leichte kognitive Beeinträchtigung im Alter, Bern 1995, S.196.

einer Demenz kann somit verlangsamt werden.[19] Eine Verbesserung von schon bestehenden Beeinträchtigungen können jedoch nicht verbessert werden.[20]

Die Frage, ob Gedächtnistraining zum Erfolg führt, sollte jeweils kritisch hinterfragt sein. Grund ist die Gefahr, dass der Patient sich seiner Defizite gewahr wird und daher eher demotiviert als motiviert aus der gewählten Therapieform geht. Mitunter verstärkt oder entsteht eine Depression (s.Kap.3) und verschlechtert die Lebensqualität des Patienten. Grund zur Sorge macht dabei, besonders die erhöhte Suizidrate bei Depressionen im Alter. Das Suizidrisiko liegt bei Depressiven 30 Mal höher als bei der Durchschnittsbevölkerung.[21] Diesen Sachverhalt kann ich aus meiner Arbeit im Rettungsdienst durchaus bestätigen. Eine Vielzahl von älteren Suiziden im Alter weist in der Epikrise eine Demenz in Kombination mit Depressionen auf. Eine Lösung des Problems könnte das Ansprechen mehrerer Kanäle sein, sodass zum Beispiel spielerisch versucht wird einer Frustration entgegen zu wirken (s.Kap. 5.3.).

Ein Beispiel für die Abhandlung der Therapie könnte folgendermaßen aussehen:

1. Erarbeitung des Problems mit dem Patienten,

2. Auseinandersetzung mit den Inhalten,

3. Verbesserung der Kommunikationsfähigkeit mit anderen,

4. Einsicht über die Problematik,

5. Aktivität des Patienten zur Lebensqualitätsverbesserung.[22]

In Zusammenarbeit mit einer Selbsthilfegruppe (s.Kap. 4.3.1.) können hierbei Therapieformen mit einander verbunden werden. Der Patient kann in der Gruppe andere Patienten kennenlernen, beurteilen und seine Handlungen damit leicht überprüfen. Ein Erfolgserlebnis mindert damit auch eine mögliche Depression.[23]

4.2.3. Milieutherapie

Im Sinne der Milieutherapie wird der Wohn- und Lebensbereich des Patienten umgestaltet, sodass das therapeutische Potential stimulierend und räumlich-dringlich der personellen Umgebung entspricht. Im Anschluss können Aspekte des Modelllernens, operante Techniken und Stimuluskontrolle angewandt werden. Voraussetzung ist jedoch die Analyse von Verhalten, Befinden und Bedingungsfaktoren.[24] Mit der besseren „Ablesbarkeit" der Umgebung wird durchaus ein höherer Grad an Autonomie erreicht.

---

19   Vgl. Niklewski, Günter, Demenz Hilfe für Angehörige und Betroffene, Berlin, 2009, S.90.
20   Ebenda, S.91.
21   Vgl.: Heuft, Andreas, Lehrbuch der Gerontopsychosomatik und Alterspsychotherapie, München, 2006, S.128.
22   Vgl.: Hirsch, Rolf, Altern und Depression, Bonn, 1992, S. 150.
23   Vgl.: Jenny, Michaela, Psychische Veränderungen im Alter, Wien, 1996, S.87.
24   Vgl.: Kühl, Klaus-Peter, Jahrbuch für kritische Medizin 40, Hamburg, 2004, S. 19.

Wie ich bei meinen eigenen Großeltern feststellen konnte, leben an Demenz erkrankte Menschen gedanklich oft in der Vergangenheit, sodass dieser Aspekt bei der räumlichen Gestaltung zwingend beachtet werden muss.

4.2.4. Verhaltenstherapie

Verhaltenstherapeutische Maßnahmen zielen auf den Erhalt oder die Wiedererlangung von einfachen Fähigkeiten des Alltags ab und somit auch der Stärkung der Selbstsicherheit des Erkrankten.[25] Patienten haben gerade beim Beginn der Erkrankung Ängste etwas falsch zu machen und isolieren sich daher zunehmend. Im Verlauf der Erkrankung schwindet das Selbstbewusstsein und eine Depression kann aus diesem Konstrukt entstehen (s.Kap. 4.2.2.). Eine Aufklärung über die Erkrankung und praktische Übungen müssen hierbei den Großteil der Therapie ausmachen. Lebensperspektiven müssen erarbeitet und gefestigt werden.[26] Elemente der Therapie können z.b. aber auch aus „einer Vereinfachung der Sprache und einer sehr strukturierten Gesprächsführung bestehen"[27].

Soweit der Erkrankte aufgeklärt ist, kann er somit den Begleitsymptomen wie Überforderung und Wortfindungsstörungen (s.Kap. 3) entgegen wirken. Nach erfolgreicher professioneller Anleitung, sollten die Interventionen auch von den Angehörigen umgesetzt werden, um das Verhalten täglich zu suggerieren und zu stabilisieren.

5. Versorgung und Betreuung von Patienten mit Demenz

Die Versorgung und Betreuung von Demenzkranken findet in Deutschland in verschiedenen Formen der Unterbringung statt. Jede Form beinhaltet Einflussfaktoren auf die Lebensqualität, welche im Zusammenspiel mit den Therapieformen einen Einfluss auf den Verlauf der Demenzerkrankung haben kann.[28] In den Unterkapiteln 5.1. bis 5.4. soll dies verdeutlicht werden. Folgende Ergebnisse der Friedrich Ebert Stiftung geben vorab darüber Auskunft, dass bei Demenzkranken mit zunehmender Erkrankungsintensität auch eine zunehmende Versorgungsform vorliegt (Abb. 2).

Anderseits ist in Abb.3 ersichtlich, dass die Hauptursache für einen Eintritt in die Versorgungsform (allgemein), die Demenzerkrankungen an erster Stelle liegen.

---

25   Vgl.: Fischer-Börold, Demenz, Hamburg, 2006, S.83.
26   Ebenda.
27   Stoppe, Gabriela, Demenz-Beratung-Therapie, München 2007, S. 115.
28   Vgl.: Reggentin, Heike, Demenzkranke in Wohngruppen betreuen und fördern, Stuttgart, 2006, S.31.

Sterbe-alter	Nicht-Demente			Demenzkranke		
	Privat-haushalt %	Wohn- od. Altenheim %	Pflege-heim %	Privat-haushalt %	Wohn- od. Altenheim %	Pflege-heim %
65 - 69	98,7	0,0	1,3	75,0	0,0	25,0
70 - 74	97,8	1,1	1,1	60,0	0,0	40,0
75 - 79	92,2	1,1	6,7	47,2	2,8	50,0
80 - 84	82,8	6,0	11,2	40,0	3,7	56,3
85 - 89	70,4	8,6	21,0	21,9	4,9	73,2
90 +	59,4	6,2	34,4	31,0	6,9	62,1
65 +	86,2	3,7	10,1	35,2	4,4	60,4

Abb. 1 Wohnform der nicht-dementen und der verstorbenen am Lebensende[29]

Ursachen	Wohn- oder Altenheime %	Pflege-heime %	Sämtliche Heimformen %
Demenzerkrankungen	18,0	50,2	42,9
Herz-Kreislauf-Erkrankungen1	9,9	18,4	16,4
Frakturen und Verletzungen	4,9	8,7	7,8
Schlecht definierte Zustände (Gebrechlichkeit, Multimorbidität)	8,2	5,8	6,3
Funktionelle psychische Störungen	11,5	3,4	5,2
Stoffwechselerkrankungen	4,9	2,4	3,0
Sonstige Erkrankungen und Behinderungen	3,2	2,9	3,0
Sonstige Gründe (keine ausschlagge-benden gesundheitlichen Ursachen)	37,7	1,0	9,3

1 Einschließlich körperlicher Folgen von zerebrovaskulären Erkrankungen, aber unter Ausschluß von vaskulären Demenzen

Abb. 2 Ursachen des Heimeintritts nach Heimtyp[30]

5.1. Versorgung im häuslichem Umfeld

Wie in Abb.2 ersichtlich, stellt die häusliche Versorgung durchaus den wichtigsten Anteil an der Versorgung der an Demenz erkrankten Menschen dar. Dies betrifft ca. 62,7%[31] der an Demenzerkrankten bis zum Tod. Der Großteil wird hierbei von Angehörigen unterstützt, welche letztendlich auch bei zunehmender Erkrankung, Aspekte der Pflege übernehmen. Der Grad der Selbständigkeit von an Demenz Erkrankten gibt hierbei Auskunft über die Form des Pflegearrangements durch Angehörige.[32] Kommen diese in der Betreuung und Pflege des Angehörigen an ihre Grenzen, werden durchaus Versorgungskonzepte in Betracht gezogen, welche zu Entlastung der Pflegesituation führen sollen. Diese werden in den nächsten Unterkapiteln 5.2. bis 5.4. genauer beschrieben. Der Großteil der Pflegenden Angehörigen im häuslichen Umfeld sind Frauen (etwa ¾), wobei bei dem Anteil der Männer etwa 80% Ehemänner bzw. Lebenspartner darstellen.[33] Leider ist aber auch statistisch belegt, dass die Zahl

---

29   Bickel, Horst, Demenzkranke in Alten- und Pflegeheimen: Gegenwärtige Situation und Entwicklungstendenzen, In: www.fes.de, http://www.fes.de/fulltext/asfo/00234004.htm, Tabelle 6.

30   Ebenda, Tabelle 5, am 22.12.2011.

31   Vgl.: Lindenberger, Ulman, Die Berliner Altersstudie, 3.Auflage, Berlin, 2010, S.46.

32   Vgl.: Reggentin, Heike, Demenzkranke in Wohngruppen betreuen und fördern, Stuttgart, 2006, S. 32.

33   Vgl.: Kile, Thomas, Wohngruppen für Menschen mit Demenz, Hannover 2002, S. 92.

der an Demenz erkrankten Patienten, welche allein wohnen, zunimmt. Dies sind laut einer Mannheimer Studie etwa 12%.[34]

Im Bezug auf meine Arbeit im Rettungsdienst musste ich feststellen, dass diese Patienten zum Großteil in sehr verwahrlosten Zuständen leben, die Körperhygiene vernachlässigt wird und auch der Ernährungszustand bedenklich erscheint. Eine sinnvolle Hilfe in Notfällen, stellt aus meiner Sicht, das Hausnotrufsystem dar. Dem Patienten sichert es, in einer gesundheitlichen Notfallsituation, durchaus eine schnelle medizinische Hilfe zu. Dies sollte gerade für Angehörige und Alleinlebende eine Alternative darstellen, wenn ein täglicher Besuch nicht möglich ist. Häufig kommen gerade gestürzte Patienten nicht mehr selbstständig zum Telefon und liegen unter Umständen mehrere Tage ohne Hilfe in Ihrer Wohnung. Nicht selten endet dies tödlich. Wie im Kapitel 3 beschrieben, stellt auch die zunehmende Sturzwahrscheinlich, bei an Demenz erkrankten Personen, ein großes Problem dar.

5.2. Versorgung im teilstationären Umfeld

Den größten Anteil der teilstationären Versorgung übernimmt die ambulante Tagespflege. Tagespflege wird heute zum größten Teil durch ambulante Pflegedienste organisiert bzw. angeboten. Zum Aufgabengebiet zählen die pflegerische und therapeutische Betreuung von Patienten.[35] Hintergrund ist, dass die Bewältigung von Alltagsaufgaben, von Patienten mit Demenz, nicht mehr ausreichend zu bewältigen ist. Eine Betreuung ist hier vielerorts rund um die Uhr möglich.

Zum zweiten Bereich der teilstationären Versorgung gehören Tageskliniken. Tageskliniken sind therapeutische Einrichtung mit dem Ziel der Aufrechterhaltung oder Wiedererlangung der Alltagskompetenz. Eine weitere Möglichkeit der Tagesklinik ist es, Angehörige zu entlasten, welche Aufgrund von Erwerbstätigkeit oder Urlaub keine ständige Betreuung zuhause realisieren können.

5.3. Versorgung im stationären Umfeld

Wenn die häusliche Pflege nicht mehr möglich ist, wird eine Versorgung in einem Pflegeheim notwendig. Nach dem SGB XI wird hierzu ein Pflegebedarf festgesetzt welcher sich an somatischen Erkrankungen orientiert.[36] Studien gehen davon aus, dass etwa 50% der Heimbewohner an Demenz erkrankt sind (s. Abb. 3). Dieser Wert wird sicher in den nächsten Jahren noch ansteigen. Hintergrund ist der in Kapitel 2 beschriebene demografische Wandel.

---

[34]   Vgl.: Reggentin, Heike, Demenzkranke in Wohngruppen betreuen und fördern, Stuttgart, 2006, S. 32.

[35]   Vgl.: Stoppe, Gabriela, Niedrigschwellige Betreuung von Demenzkranken, Stuttgart, 2009, S.19.

[36]   Ebenda.

In der Versorgung von Patienten im stationären Bereich lassen sich drei, zum Teil ineinandergreifende, Konzepte unterscheiden:

Das integrative-, das teilintegrative- und das segregative- Versorgungskonzept soll an dieser Stelle kurz genauer beschrieben werden.

Beim integrativen Versorgungskonzept sollen alle Bewohner eines Pflegeheimes gefördert werden und niemand ausgegrenzt werden. Die Konfliktvermeidung stellt das Hauptziel dar.[37] Leider kommt es, beim Zusammenleben von Bewohnern mit Demenz und Bewohnern ohne Demenz häufig zu Auseinandersetzungen zwischen den Bewohnern und dem Personal. Das Konzept sieht daher vor, die nicht an Demenz erkranken Mitbewohner in die Kompetenzentwicklung mit einzubeziehen. Sie brauchen ebenso Rückzugmöglichkeiten wie auch Angebote welche auf Sie zugeschnitten sind.[38] Problematisch sehe ich hierbei, dass womöglich zwei verschiedene Pflegekonzepte parallel laufen müssen und dies sehr hohe Anforderungen an das Pflegepersonal stellt. D.h. Schulungen, Raumplanungen, Mitarbeiteraufstockungen stellen womöglich ein zusätzliches finanzielles Problem dar. Wie im Allgemeinen bekannt, arbeiten Pflegeeinrichtungen auch mit einem Budget, wobei jede Zusatzausgabe eine Einsparung an anderer Stelle zur Folge haben könnte.

Im Bereich des teilintegrativen Versorgungskonzeptes werden aufbauend auf die integrativen Ansätze besondere Aktivitäten angeboten. Diese umfassen musische oder spielerische Beschäftigung. Diese spezielle Form der Tagesbetreuung kann separat einige Stunden am Tag oder einige Stunden in der Woche ausmachen.[39] Diese Angebote sollten nach Möglichkeit nicht auf eine Etage oder Station begrenzt sein, sondern können durchaus ein Zusammentreffen von Mitbewohner verschiedener Stationen darstellen. Bei der Durchführung sehe ich hier keine größeren Probleme. Große Gruppenräume sind fast immer vorhanden und stellen aus meiner Sicht auch ein abwechslungsreiches Tagesprogram des jeweiligen Pflegeheimes dar.

Im letzten des hier beschriebenen Konzeptes handelt es sich um das segregative Versorgungskonzept. Im Gegensatz zu den eben genannten Versorgungskonzepten, werden bei dieser Versorgungsform die an Demenz Erkrankten von den nicht Erkrankten Mitbewohnern bewusst getrennt. Ziel ist das „Normalitätskonzept". Demenzkranke sollen sich in familienähnlichen Strukturen an hauswirtschaftlichen Tätigkeiten beteiligen. Begleitet werden die Mitbewohner an dieser Stelle von „Bezugspersonen, die fachlich qualifiziert oder auch hauswirtschaftlich versiert"[40] sind. Studien aus Schweden haben bewiesen, dass die

---

[37]   Ebenda, S.35.
[38]   Ebenda, S.36.
[39]   Ebenda.
[40]   Ebenda.

11

Lebensqualität der Bewohner durchaus gesteigert werden konnte.[41] Konflikte zwischen den Gruppen, sind bei diesem Konzept, nahezu ausgeschlossen.

5.4. Versorgung in Wohngruppen

Wohngruppen orientieren sich am klassischen Alltag zuhause und werden durch ambulante Betreuungskonzepte pflegerisch unterstützt. Der Bewohner hat in der Regel seine eigene Wohneinheit und hat diese auch selbst gestaltet. Im Hinblick auf die hauswirtschaftlichen Schwerpunkte kann jeder Bewohner, bezogen auf die individuellen Fähigkeiten, einen Anteil der zu erledigenden Arbeiten in der Wohngruppe übernehmen.

Wohngruppen sollen Sicherheit und Geborgenheit vermitteln. Bewohner fühlen sich sicherer und auch die Kontakte unter den Bewohnern, so niederländische Studien, nehmen zu[42]. Folge sind ein gesteigertes Selbstvertrauen und die Abnahme von Depressionen. Wohngruppen können als Zwischenstationen zwischen häuslicher und stationärer Versorgung angesehen werden und beinhalten durchaus therapeutische Ansätze. Eine individuelle Betreuung ist Bestandteil der Versorgung, stellt jedoch hohe Anforderungen an das Personal. Einfühlende Mitarbeiter spiegeln eine hohe emotionale Verbundenheit wieder. In Projekten verschiedener europäischer Länder ist ersichtlich, dass der Personalbedarf hier besonders hoch ist.[43] Hintergrund ist hierbei der Zeitbedarf pro Bewohner. Ziel ist es, das der an Demenz Erkrankte so lange wie möglich selbstständig bleibt. Mit der Zunahme der Demenz, steigt jedoch auch der Bedarf an Hilfestellungen im Haushalt und bei der Pflege. Problematisch sehe ich den Punkt, an dem der Patient seine Wohngruppe verlassen muss und eine Vollzeitpflege unabdingbar wird. Eine Depression kann hierbei zum nicht gewollten Problem werden, sodass meine Hoffnung ist, dass integrative und teilintegrative Konzepte im Pflegeheim durchaus von Erfolg gekrönt sind.

6. Fazit

Durch die Bevölkerungsalterung und den weiteren Anstieg der Lebenserwartung wird es zu einem weiteren Anstieg an Patienten mit Demenz kommen. Es ist eine Zukunftsaufgabe die alle Beteiligten fordert. Allerdings haben die jeweiligen Therapieformen auch ihre Risiken. Häufig verweigern sich die Patienten und neigen im Sinne einer Depression in frühere Entwicklungsstufen zurückzukehren.

Als letzte Stufe wird häufig nur noch der Wunsch zu sterben gesehen. Therapieansätze bestehen in allzu beschleunigten Therapieschritten was zu einer Überforderung des Patienten führen kann. Anderseits werden häufig körperliche Symptome verkannt und einer Erkrankung zugewiesen, wobei die Demenz als Ursache der Symptome verkannt wird.[44] Auch der Therapeut sollte die Betreuung seiner Patienten immer objektiv sehen, da ihm sonst keine gute Therapie gelingen

---

[41]   Ebenda, S.38.
[42]   Ebenda, S 39.
[43]   Ebenda, S.43.
[44]   Vgl.: Hirsch, Rolf, Altern und Depression, Bonn, 1992, S. 153.

wird. Eine gute Ausbildung, Trainings und die auch die Möglichkeit der Seelsorge für den Therapeuten stellen meines Erachtens eine gesunde und gute Basis dar.

Auch Pflegende müssen in ihrer beruflichen Ausbildung mehr Bezug zum Thema Demenz erhalten und in Fortbildungsmaßnahmen Ihren Horizont erweitern. Ziel muss es sein, dass auch der Pflegende qualifiziert gute Arbeit leisten kann, wenn er zufrieden und interessiert seinen Beruf ausübt. Die Fachkraft, sei es Arzt, Schwester oder Angehöriger, muss Kenntnisse aus allen Therapieformen kennen um Mechanismen zu erkennen, die eine effektive Hilfe bieten. „Wer eine „Kultur des Helfens" will, muss in sie investieren – beteiligungsorientiert, rechtzeitig und nachhaltig."[45]

Im Hinblick auf die Zukunft steht uns also ein großes Problem bevor welches es zu lösen gilt. Bisherige Ansätze finden nur zum Teil einen patientenorientierten Ansatz und sind zu großen Anteilen zu überarbeiten. Auch der Blick ins internationale Geschehen sollte der deutschen Sozial- und Pflegewissenschaft einen Anreiz bieten eigene Konzepte zu überprüfen und ggf. zu überarbeiten. Die wiederholt angesprochene Finanzierungsproblematik muss im Zusammenspiel von Politik und Versicherungskontingenten Lösungen bieten können. Bei der Auswahl des Pflegeheimes machen sich finanzielle Unterschiede leider nicht nur an der Ausstattung der Einrichtung bemerkbar, sondern auch im Personalmanagement. Eine gezielte Überprüfung von Therapieangeboten, Versorgungsqualitäten und Ausstattungsmerkmalen können dazu beitragen, die Versorgung in allen Bereichen der Pflege zu verbessern.

---

[45]   Institut für Fort- und Weiterbildung sozialer Berufe e.V., Demenz Angehörige im Dialog, Braunschweig, 2006, S.196.

7. Literatur

- Breidert, Ute, Demenz-Pflege-Familie, Stuttgart, 2001
- Bickel, Horst, Demenzkranke in Alten- und Pflegeheimen: Gegenwärtige Situation und Entwicklungstendenzen, In: www.fes.de, http://www.fes.de/fulltext/asfo/00234004.htm, am 22.12.2011
- Doblhammer, G., Ziegler, U., Das Gesundheitswesen, Stuttgart, Ausgabe 5/2009
- Fischer-Börold, Demenz, Hamburg, 2006
- Glaeske, Gerd, Jahrbuch für Kritische Medizin 40, Hamburg 2004
- Gräßel, E. u.a., Das Gesundheitswesen, Stuttgart, Ausgabe 3/2008
- Gutzmann, Hans, Sprache und Demenz, Idstein, 2007
- Heuft, Andreas, Lehrbuch der Gerontopsychosomatik und Alterspsychotherapie, München, 2006
- Hirsch, Rolf, Altern und Depression, Bonn, 1992
- Institut für Fort- und Weiterbildung sozialer Berufe e.V., Demenz Angehörige im Dialog, Braunschweig, 2006
- Jenny, Michaela, Psychische Veränderungen im Alter, Wien, 1996
- Kaplaneck, Michaela, Dr.med.Mabuse, Frankfurt Main, Ausgabe 05/06/2011
- Kile, Thomas, Wohngruppen für Menschen mit Demenz, Hannover 2002
- Kühl, Klaus-Peter, Jahrbuch für kritische Medizin 40, Hamburg, 2004
- Lindenberger, Ulman, Die Berliner Altersstudie, 3.Auflage, Berlin, 2010
- Ministerium Arbeit, Soziales, Gesundheit und Familie des Landes Brandenburg, Die Tür nach draußen öffnen, Potsdam, 2009
- Niklewski, Günter, Demenz Hilfe für Angehörige und Betroffene, Berlin, 2009
- Reggentin, Heike, Demenzkranke in Wohngruppen betreuen und fördern, Stuttgart, 2006
- Statistisches Bundesamt, Pressemitteilung Nr.280, Wiesbaden, 2008
- Stoppe, Gabriela, Demenz-Beratung-Therapie, München 2007
- Stoppe, Gabriela, Familiendynamik, Heidelberg, Ausgabe 4/2011
- Stoppe, Gabriela, Niedrigschwellige Betreuung von Demenzkranken, Stuttgart, 2009
- Zaudig, Michael, Demenz und leichte kognitive Beeinträchtigung im Alter, Bern 1995